Ketogene Diät Anleitung Für Einsteiger

Keto-Rezepte Zum Abnehmen, Fett Verbrennen Und Wohlfühlen

Maggie Rogers
Franka Simon

Tabelle Of Inhalt

7

SMOOTHIES & BREAKFAST RECIPES

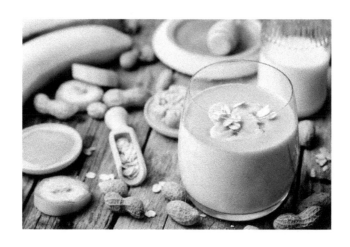

Ranch Chaffle

Zubereitungszeit: 5 Minuten Kochzeit: 8 Minuten Portionen: 2

Zutaten:

- 1 Ei

- 1/4 Tasse Hühnerwürfel, gekocht

- 1 Scheibe Speck, gekocht und gehackt

- 1/4 Tasse Cheddar-Käse, geschreddert

- 1 Teelöffel Ranch Dressing Pulver

Anfahrt:

1. Heizen Sie Ihren Waffelmacher vor.
2. In einer Schüssel alle Zutaten mischen.

3. Fügen Sie die Hälfte der Mischung zu Ihrem Waffel-Maker hinzu.

4. Bedecken und kochen für 4 Minuten.

5. Machen Sie die zweite Spreu mit den

gleichen Schritten.

Ernährung: Kalorien 200 Gesamtfett 14 g gesättigte Fettsäuren 6 g Cholesterin 129 mg Natrium 463 mg Kalium 130 mg Gesamtkohlenhydrate 2 g Ballaststoffe 1 g Protein 16 g Gesamtzucker 1 g

Barbecue Chaffle

Zubereitungszeit: 5 Minuten

Kochzeit: 8 Minuten Portionen: 2

Zutaten:

- 1 Ei, geschlagen

- 1/2 Tasse Cheddar-Käse, geschreddert

- 1/2 Teelöffel Barbecue-Sauce

- 1/4 Teelöffel Backpulver

Anfahrt:

1. Stecken Sie Ihren Waffelmacher ein, um vorzuheizen.

2. Mischen Sie alle Zutaten in einer Schüssel.

3. Gießen Sie die Hälfte der Mischung zu Ihrem Waffel-Hersteller.

4. Bedecken und kochen für 4 Minuten.

5. Wiederholen Sie die gleichen Schritte für die nächste Grill-Spreu.

Ernährung: Kalorien 295 Gesamtfett 23 g gesättigte Fettsäuren 13 g Cholesterin 223

mg Natrium 414 mg Kalium 179 mg Gesamtkohlenhydrate

2 g Ballaststoffe 1 g Protein 20 g Gesamtzucker 1 g

Cremiges Chicken Chaffle Sandwich

Zubereitungszeit: 5 Minuten Kochzeit: 10 Minuten
Portionen: 2

Zutaten:

- Kochspray

  1 Tasse Hühnerbrustfilet, gewürfelt

- Salz und Pfeffer nach Geschmack

- 1/4 Tasse Allzweckcreme

- 4 Knoblauch-Sakles
  - Petersilie, gehackt

Anfahrt:

1. **Sprühen Sie Ihre Pfanne mit Öl.**

2. **Legen Sie es bei mittlerer Hitze.**

3. **Fügen Sie die Hühnerfiletwürfel hinzu.**

4. **Mit Salz und Pfeffer abschmecken.**

5. **Reduzieren Sie die Hitze und fügen Sie**

die Creme hinzu.

6. Hühnermischung auf der Spreuverteilen.

7. Mit Petersilie garnieren und mit einer
   weiteren Spreubestreuen.

Ernährung: Kalorien 273 Gesamtfett 38.4g gesättigte Fettsäuren
4.1g Cholesterin 62mg Natrium 373mg Gesamtkohlenhydrate
22.5g Ballaststoffe 1.1g Gesamtzucker 3.2g Protein 17.5g Kalium 177mg

Chicken Casserole

Zubereitungszeit: 10 Minuten Kochzeit: 40 Minuten

Servieren: 8

Zutaten:

- 2 lbs Huhn, gekocht und geschreddert
- 5 oz Frischkäse, weich
- 4 une Butter, geschmolzen
- 5 oz Schinken, in kleine Stücke geschnitten
- 5 oz Schweizer Käse
- 1 oz frischer Zitronensaft

- 3/4 EL Dijon Senf
- 1/2 TL Salz

Wegbeschreibungen:

1. Den Ofen auf 350 F vorheizen.
2. Fügen Sie Huhn in einer Backform dann top mit Schinkenstücke.
3. Butter, Zitronensaft, Senf, Frischkäse und Salz in den Mixer geben und glatt mischen.
4. Buttermischung über Hühner- und Schinkenmischung gießen.

5. Käsescheiben oben anrichten und 40 Minuten backen.

6. Servieren und genießen.

Nährwert (Betrag pro Portion):

Kalorien 450

Fett 30 g

Kohlenhydrate 2 g

Zucker 1 g

Protein 40 g

Cholesterin 171 mg

Creme Käse Chaffle

Zubereitungszeit: 5 Minuten Kochzeit: 8 Minuten
Portionen: 2

Zutaten:

- 1 Ei, geschlagen

- 1 Unzen Frischkäse

- 1/2 Teelöffel Vanille

- 4 Teelöffel Süßungsmittel

- 1/4 Teelöffel Backpulver

- Frischkäse

Anfahrt:

1. Heizen Sie Ihren Waffelmacher vor.

2. Fügen Sie alle Zutaten in eine Schüssel.

3. Gut mischen.

4. Gießen Sie die Hälfte des Teigs in den Waffelmacher.

5. Versiegeln Sie das Gerät.

6. Kochen Sie für 4 Minuten.

7. Entfernen Sie die Waffel aus dem Waffelmacher.

8. Machen Sie den zweiten Schritt mit den gleichen Schritten.

9. Restfrischkäse vor dem Servieren aufverteilen.

Ernährung: Kalorien 169 Gesamtfett 14.3g Gesättigte Fett-

säuren 7.6g Cholesterin 195mg Natrium 147mg Kalium

222mg Gesamtkohlenhydrate 4g Ballaststoffe 4g Protein

7.7g Gesamtzucker 0.7g

Türkei Chaffle Burger

Zubereitungszeit: 10 Minuten Kochzeit: 10 Minuten
Portionen: 2

Zutaten:

- 2 Tassen gemahlener Truthahn

- Salz und Pfeffer nach Geschmack

- 1 Esslöffel Olivenöl

- 4 Knoblauch-Sakel

- 1 Tasse Romaine Salat, gehackt

- 1 Tomate, in Scheiben geschnitten

- Mayonnaise

- Ketchup

Anfahrt:

1. Gemahlener Truthahn, Salz und Pfeffer kombinieren. Form 2 dicke Burger Patties.

2. Das Olivenöl bei mittlerer Hitze in eine Pfanne geben.

3. Kochen Sie den Truthahn-Burger, bis er auf beiden Seiten vollständig gekocht ist.

4. Mayo auf der Spreuverteilen.

5. Top mit dem Truthahn-Burger, Salat und Tomaten.

6. Spritzen Sie Ketchup auf der Oberseite vor dem Topping mit einer anderen Spreu.

Ernährung: Kalorien 555 Gesamtfett 21.5g Gesättigte Fettsäuren 3.5g Cholesterin 117mg Natrium 654mg Gesamtkohlenhydrat e 4.1g Ballaststoffe 2.5g Protein 31.7g Gesamtzucker 1g

Asiatische Blumenkohl-Chaffeln

Zubereitungszeit: 20 Minuten Kochzeit: 28 Minuten Portionen: 4

Zutaten:

Für die Spreuen:

1 Tasse Blumenkohlreis, gedämpft

1 großes Ei, geschlagen

- Salz und frisch gemahlener schwarzer Pfeffer nach Geschmack

1 Tasse fein geriebener Parmesankäse

1 TL Sesamsamen

- 1/4 Tasse gehackte frische Jakobsmuscheln

Für die Tauchsauce:

- 3 EL Kokos-Aminos

1 1/2 EL Schlichtessig

1 TL frisches Ingwerpüree

1 TL frische Knoblauchpaste

3 EL Sesamöl

1 TL Fischsauce

1 TL rote Chiliflocken

Anfahrt:

1. Das Waffeleisen vorheizen.

2. In einer mittleren Schüssel den Blumenkohlreis, Das Ei, das Salz, den schwarzen Pfeffer und den Parmesan-Käse vermischen.

3. Öffnen Sie das Eisen und fügen Sie ein Viertel der Mischung hinzu. Schließen und kochen, bis knusprig, 7 Minuten.

4. Die Waffel auf einen Teller geben und 3 weitere Spreuen auf die gleiche Weise machen.

5. In der Zwischenzeit die Tauchsauce machen.

6. In einer mittelgroßen Schüssel alle Zutaten für die Tauchsauce mischen.

7. Die Sakles auftellern, mit den Sesamsamen und Jakobsmuscheln garnieren und mit der Tauchsauce servieren.

Ernährung: Kalorien 231 Fette 18,88g Kohlenhydrate 6,32g Net

Carbs 5.42g Protein 9.66g

Savory Beef Chaffle

Zubereitungszeit: 10 Minuten

Kochzeit: 15 Minuten Portionen: 2

Zutaten:

1 Teelöffel Olivenöl

- 2 Tassen Hackfleisch

- Knoblauchsalz nach Geschmack

  1 rote Paprika, in Streifen geschnitten

  1 grüne Paprika, in Streifen geschnitten

1 Zwiebel, gehackt

1 Lorbeerblatt

- 2 Knoblauch-Sakles

- **Butter**

Anfahrt:

1. Legen Sie Ihre Pfanne bei mittlerer Hitze.

2. Fügen Sie das Olivenöl und kochen gemahlenes Rindfleisch bis braun.

3. Mit Knoblauchsalz abschmecken und Lorbeerblatt hinzufügen.

4. Das Fett abtropfen lassen, auf einen Teller geben und beiseite stellen.

5. Entsorgen Sie das Lorbeerblatt.

6. In der gleichen Pfanne die Zwiebeln und Paprika für 2 Minuten kochen.

7. Das Rindfleisch wieder in die Pfanne geben.

8. 1 Minute erhitzen.

9. Butter auf der Spreuverteilen.

10. 1 Fügen Sie das gemahlene Rindfleisch und Gemüse hinzu.

11. 1Roll oder falten Sie die Waffel.

Ernährung: Kalorien 220 Gesamtfett 17.8g gesättigte Fettsäuren 8g Cholesterin 76mg Natrium 60mg

Gesamtkohlenhydrate 3g Ballaststoffe 2g Gesamtzucker 5.4g
Protein 27.1g Kalium 537mg

Bruschetta Chaffle

Zubereitungszeit: 5 Minuten Kochzeit: 5 Minuten
Portionen: 2

Zutaten:

- **2 einfache Spreuen**

- **2 Esslöffel zuckerfreie
  Marinarasauce**

- **2 Esslöffel Mozzarella, geschreddert**

- **1 Esslöffel Oliven, in Scheiben geschnitten**

- **1 In Scheiben geschnittene** Tomate

- **1 Esslöffel Keto freundliche
  Pestosauce**

- **Basilikumblätter**

Anfahrt:

1. **Marinara-Sauce auf jede
   Spreuverteilen.**

2. Pesto löffeln und auf die Marinarasauce verteilen.

3. Top mit der Tomate, Oliven und Mozzarella.

4. Im Ofen 3 Minuten backen oder bis der Käse geschmolzen ist.

5. Mit Basilikum garnieren.
6. Servieren und genießen.

Ernährung: Kalorien 182 Gesamtfett 11g gesättigte Fettsäuren 6.1g Cholesterin 30mg Natrium 508mg Kalium 1mg Gesamtkohlenhydrat e 3.1g Ballaststoffe 1.1g Protein 16.8g Gesamtzucker 1g

SCHWEINE-, RIND- & LAMMREZEPTE

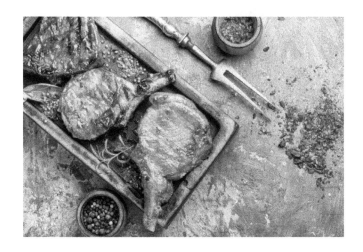

Buttered Mahi Mahi Scheiben

Serviert: 3

Vorbereitungszeit:

30 Min. Zutaten

* 1/2 Tasse Butter

* 1 Pfund Mahi Mahi, gedämpft und geschreddert

* 1/2 Zwiebel, gehackt

* Salz und schwarzer Pfeffer, nach Geschmack

* 1 Pilz, gehackte An-

fahrt

1. Den Ofen auf 3750F vorheizen und eine Backform einfetten.
2. Butter, Zwiebeln, Pilze, Salz und schwarzen Pfeffer in einer Schüssel vermischen.
3. Schneiden aus dem Teig machen und auf die Backform legen.
4. In den Ofen geben und ca. 20 Minuten backen.
5. Aus dem Ofen nehmen und mit einer Sauce servieren.

Ernährungsmenge pro Portion

Kalorien 445

Gesamtfett 32.1g 41% ge-

sättigte Fettsäuren 19.8g

99% Cholesterin 224mg

75%

Natrium 390mg 17%

Gesamt kohlenhydratreiche

2g 1% Ballaststoffe 0.5g

2% Gesamtzucker 0.9g

Protein 36,6g

Lachs-Stew

Serviert: 3

Vorbereitungszeit:

20 Min. Zutaten

- 1 Tasse hausgemachte Fischbrühe

- 1 mittelgroße Zwiebel, gehackt

- 1 Pfund Lachsfilets, gewürfelt

- Salz und schwarzer Pfeffer, nach Geschmack

- 1 Esslöffel Butter

Anfahrt

1. Den Lachs mit Salz und schwarzem Pfeffer würzen.
2. Butter in einer Pfanne bei mittlerer Hitze erhitzen und Zwiebeln hinzufügen.
3. Sauté für ca. 3 Minuten und fügen Sie gewürzten Lachs.
4. Kochen Sie ca. 2 Minuten auf jeder Seite und rühren Sie die Fischbrühe.
5. Mit Deckel abdecken und ca. 7 Minuten kochen.
6. Austeilen und heiß servieren.

Ernährungsmenge pro Portion

Kalorien 272   Protein 32.1g

Gesamtfett 14.2g 18%

gesättigte Fettsäuren

4.1g 20%

Cholesterin 82mg 27%

Natrium 275mg 12%

Kohlenhydrate insge-
samt 4.4g 2%

   Ballaststoffe 1.1g 4%

   Gesamtzucker 1.9g

Paprika Garnelen

Serviert: 6

Vorbereitungszeit:

25 Min. Zutaten

- 1 Teelöffel geräucherter Paprika

- 6 Esslöffel Butter

- 2 Pfund Tigergarnelen

- Salz, nach Geschmack

- 2 Esslöffel saure Sahne

Anfahrt

1. Den Ofen auf 4000F vorheizen und eine Backform mit Butter einfetten.
2. Alle Zutaten mit Tigergarnelen in einer großen Schüssel vermischen und gut marinieren.
3. Die gewürzten Garnelen auf die Backform legen und in den Ofen geben.
4. Backen Sie für etwa 15 Minuten und auf einem Teller aufspeisen, um heiß zu servieren.

Ernährungsmenge pro Portion

Kalorien 261 Gesamtfett 14g 18%

Gesättigtes Fett 8.3g 41% Cholesterin 327mg 109%

Natrium 450mg 20%

Kohlenhydrate insgesamt 0.4g 0% Ballaststoffe 0.1g

0% Gesamtzucker 0.1g Protein 31.9g

Ketogene Butterfische

Serviert: 3

Vorbereitungszeit:

40 Min. Zutaten

- 2 Esslöffel Ingwer Knoblauchpaste

- 3 grüne Chilischoten, gehackt

- 1 Pfund Lachsfilets

- Salz und schwarzer Pfeffer, nach Geschmack

- 3/4 Tasse

Butter Anfahrt

1. Die Lachsfilets mit Ingwer-Knoblauchpaste, Salz und schwarzem Pfeffer würzen.
2. Die Lachsfilets in den Topf geben und mit grünen Chilischoten und Butter bedecken.
3. Den Deckel abdecken und bei mittlerer Hitze ca. 30 Minuten kochen.
4. In einer Platte auslegen, um heiß zu servieren.

Ernährungsmenge pro Portion

Kalorien 676

Fett insgesamt 61,2 g 78%

Gesättigtes Fett 30.5g 152% Cholesterin 189mg 63%
  Natrium 394mg 17%

  Kohlenhydrate insgesamt 3.2g 1% Ballaststoffe 0.2g 1%

  Zucker insgesamt 0,2g Protein 30,4g

Zitrone Pfeffer Schweinefleisch Tenderloin

Zubereitungszeit: 10 Minuten Kochzeit: 25 Minuten

Servieren: 4

Zutaten:

- 1 LB Schweinefilet
- 3/4 TL Zitronenpfeffer
- 1 1/2 TL getrockneter Oregano
- 1 EL Olivenöl
- 4 EL Fetakäse, zerbröselt
- 2 1/2 EL Oliventapenade

Wegbeschreibungen:

1. Schweinefleisch, Öl, Zitronenpfeffer und Oregano in einen Reißverschlussbeutel geben. Versiegeln Sie Tasche und reiben Sie gut und legen Sie in einem Kühlschrank für 2 Stunden.

2. Schweinefleisch aus Reißverschlussbeutel entfernen.

3. Mit einem scharfen Messer längs durch die Mitte des Tenderloin schneiden.

4. Oliventapenade auf halb Zartunde verteilen und mit zerbröckelten Käse bestreuen.

5. Falten Sie eine weitere Hälfte des Fleisches auf die ursprüngliche Form von Tenderloin.

6. Schweinefleischfilet mit Bindfäden in 2-Zoll-Intervallen

schließen.

7. Grill für 20 Minuten. Drehen Sie Zartliegen beim Grillen.

8. In Scheiben geschnitten und servieren.

Nährwert (Betrag pro Portion):

Kalorien 215

Fett 10 g

Kohlenhydrate 1 g

Zucker 1 g

Protein 31 g

Cholesterin 90 mg

FISCH & FISCH
REZEPTE

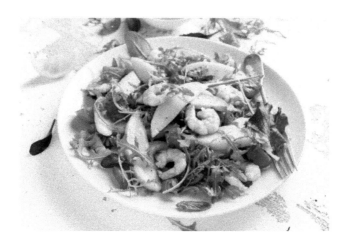

Gegrillter Lachs

Zubereitungszeit: 10 Minuten Kochzeit: 25
Minuten

Servieren: 4

Zutaten:

- 4 Lachsfilets
- 1 TL getrockneter Rosmarin
- 3 Knoblauchzehen, gehackt
- 1/4 TL Pfeffer
- 1 TL Salz

Wegbeschreibungen:

1. In einer Schüssel Rosmarin, Knoblauch, Pfeffer und Salz vermischen.
2. Lachsfilets in eine Schüssel geben und gut beschichten und 15 Minuten sitzen lassen.
3. Den Grill vorheizen.
4. Marinierte Lachsfilets auf heißen Grill stellen und 10-12 Minuten kochen lassen.
5. Servieren und genießen.

Nährwert (Betrag pro Portion):

Kalorien 240

Fett 11 g

Kohlenhydrate 1 g

Zucker 0 g

Protein 34 g

Cholesterin 78 mg

SOUPS, STEWS
& SALADS

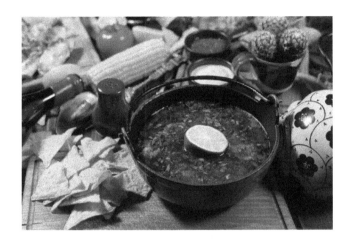

Ingwer

Karottensuppe

Zubereitungszeit: 10 Minuten Kochzeit: 10 Minuten

Servieren: 4

Zutaten:

- 4 Karotten, geschält und gehackt
- 1 TL Kurkumapulver
- 3 Tassen Gemüsebrühe
- 2 TL Kokosöl
- 3 Knoblauchzehen, gehackt
- 1 Zwiebel, gehackt
- 1 Parsnip, geschält und gehackt
- 1 EL frischer Zitronensaft
- 1/4 TL Cayennepfeffer
- 1/2 EL Ingwer, gerieben

Wegbeschreibungen:

1. Den Ofen auf 350 F vorheizen.
2. Karotten, Knoblauch, Zwiebeln, Parsnip, Kokosöl und Cayennepfeffer in eine Schüssel geben und gut werfen.
3. Schüsselmischung auf Backblech verteilen und 15 Minuten im Ofen rösten.
4. Gebratenes Gemüse in Mixer zusammen mit Ingwer,

Zitronensaft und Vorrat in den Mixer geben und glatt mischen.

5. Servieren und genießen.

Nährwert (Betrag pro Portion):

Kalorien 72

Fett 4 g

Kohlenhydrate 11 g

Zucker 5 g

Protein 1 g

Cholesterin 0 mg

FLEISCHLOSE MAHLZEITE

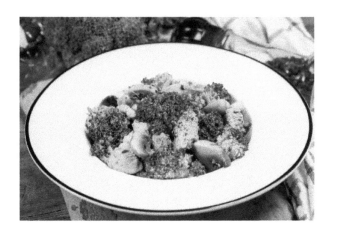

Cremiger Kohl

Zubereitungszeit: 10 Minuten Kochzeit: 15

Minuten

Servieren: 4

Zutaten:

- 1/2 Kohlkopf, geschreddert
- 3 Knoblauchzehen, gehackt
- 1 Zwiebel, in Scheiben geschnitten
- 1 Paprika, in Streifen geschnitten
- 2 EL Butter
- 3 oz Frischkäse
- 1/4 TL Zwiebelpulver
- 1/4 TL Knoblauchpulver
- 1/2 TL Pfeffer
- 1 TL koscheres Salz

Wegbeschreibungen:

1. Butter in einem Topf bei mittlerer Hitze schmelzen.
2. Knoblauch und Zwiebel dazugeben und 5 Minuten sautieren.
3. Kohl und Paprika dazugeben und 5 Minuten kochen lassen.
4. Die restlichen Zutaten hinzufügen und gut umrühren.
5. Servieren und genießen.

Nährwert (Betrag pro Portion):

Kalorien 170

Fett 13 g

Kohlenhydrate 12 g

Zucker 5 g

Protein 3 g

Cholesterin 40 mg

BRUNCH & DINNER

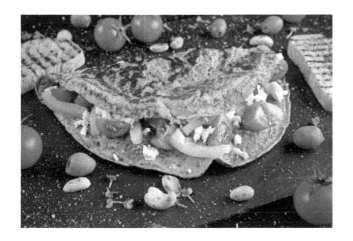

Zubereitungszeit:

10 Minuten

Kochzeit: 35 Minuten Servieren: 12

Zutaten:

- 6 Eier

- 1 EL Backpulver

- 2 EL schwenken

- 1/2 Tasse gemahlener Leinsamen

- 1/2 Tasse Kokosmehl

- 1/2 TL Zimt

- 1 TL Xanthan-Kaugummi

- 1/3 Tasse ungesüßte Kokosmilch

- 1/2 Tasse Olivenöl

- 1/2 TL Salz

Wegbeschreibungen:

1. Den Ofen auf 375 F vorheizen.

2. Eier, Milch und Öl in den Standmixer geben und vermischen, bis er kombiniert wird.

3. Fügen Sie die restlichen Zutaten hinzu und mischen Sie, bis gut gemischt.

4. Teig in gefettete Laibpfanne gießen.

5. Im Backofen 40 Minuten backen.

6. Schneiden und servieren.

Nährwert (Betrag pro Portion):

Kalorien 150

Fett 13,7 g

Kohlenhydrate 6 g

Zucker 3 g

Protein 3,9 g

Cholesterin 82 mg

Kürbis Muffins Zubereitungszeit: 10 Minuten

Kochzeit: 25 Minuten

Servieren: 10

Zutaten:

- 4 Eier
- 1/2 Tasse Kürbispüree
- 1 TL Kürbiskuchen Gewürz
- 1/2 Tasse Mandelmehl
- 1 EL Backpulver
- 1 TL Vanille
- 1/3 Tasse Kokosöl, geschmolzen
- 2/3 Tasse schwenken
- 1/2 Tasse Kokosmehl
- 1/2 TL Meersalz

Wegbeschreibungen:

1. Den Ofen auf 350 F vorheizen.
2. In einer großen Schüssel Kokosmehl,

Kürbiskuchengewürz, Backpulver, Schwenk,
Mandelmehl und Meersalz verrühren.

3. Eier, Vanille, Kokosöl und Kürbispüree unterrühren,
   bis sie gut kombiniert sind.

4. Teig in das gefettete Muffintablett gießen und 25
   Minuten im Ofen backen.

5. Servieren und genießen.

Nährwert (Betrag pro Portion):

Kalorien 150

Fett 13 g Kohlenhydrate 8g Zucker 2 g

Protein 5 g

Cholesterin 75 mg

DESSERTS & DRINKS

Schneller Becher

Brownie

Zubereitungszeit: 5 Minuten Kochzeit: 1 Minuten

Servieren: 1

Zutaten:

- 2 Eier

- 1 EL schwere Sahne

- 1 Scoop Proteinpulver

- 1 EL Erythritol

- 1/4 TL Vanille

Wegbeschreibungen:

1. Fügen Sie alle Zutaten in den Becher und gut mischen.

2. Legen Sie den Becher für 1 Minute in Mikrowelle und Mikrowelle.

3. Servieren und genießen.

Nährwert (Betrag pro Portion):

Kalorien 305	Zucker 1,8 g
Fett 16 g	Protein 33 g
Kohlenhydrate 7 g	Cholesterin 412 mg

Spaghetti Squash

Hash Browns

Serviert: 3

Vorbereitungszeit: 25 Min.

Zutaten

- Meersalz und schwarzer Pfeffer, nach Geschmack
- 1 1/2 Tassen Spaghetti Squash
- 3 Esslöffel Avocadoöl, zum Braten
- 1/2 Tasse saure Sahne
- 1/2 Tasse grüne Zwiebeln

Wegbeschreibungen

1. Den Spaghetti-Kürbis mit Meersalz und schwarzem Pfeffer würzen.

2. Grüne Zwiebeln und saure Sahne hinzufügen und zu Pasteten formen.

3. Avocadoöl in einer Pfanne bei mittlerer Hitze erhitzen und Patties hinzufügen.

4. Braten, bis goldbraun von beiden Seiten und Teller aus, um zu dienen.

Ernährungsmenge pro Portion

Kalorien 122

Gesamtfett 10.1g 13% gesättigte Fettsäuren 5.4g 27%

Cholesterin 17mg 6%

Natrium 32mg 1%

Gesamt Kohlenhydrate 7.1g 3% Ballaststoffe 1g 4%

Zucker insgesamt 0.5g

FISCHREZEPTE

Brokkoli und Käse

Serviert: 4

Vorbereitungszeit: 20 Min.

Zutaten

- 5 1/2 Unzen Cheddar-Käse, geschreddert
- 23 Unzen Brokkoli, gehackt
- 2 Unzen Butter
- Salz und schwarzer Pfeffer, nach Geschmack
- 4 Esslöffel saure Sahne

Wegbeschreibungen

1. Butter in einer großen Pfanne bei mittlerer Hitze erhitzen und Brokkoli, Salz und schwarzen Pfeffer dazugeben.

2. Kochen Sie für ca. 5 Minuten und rühren Sie die saure Sahne und Cheddar-Käse.

3. Mit Deckel abdecken und ca. 8 Minuten bei mittlerer Hitze kochen.

4. In eine Schüssel austochen und heiß servieren.

Ernährungsmenge pro Portion

Kalorien 340

Gesamtfett 27.5g 35% gesättigte Fettsäuren 17.1g

85% Cholesterin 77mg 26%

Natrium 384mg 17%

Kohlenhydrate insgesamt 11.9g 4% Ballaststoffe 4.3g 15%

Zucker insgesamt 3g Protein 14.8g

APPETIZERS & DESSERTS

Parmesan Knoblauch

Ofen geröstete Pilze

Serviert: 6

Vorbereitungszeit: 30 Min.

Zutaten

- 3 Esslöffel Butter
- 12 Unzen Baby Bella Pilze
- 1/4 Tasse Schweineschinder, fein gemahlen
- Rosa Himalaya Salz und schwarzer Pfeffer, nach Geschmack
- 1/4 Tasse Parmesankäse, gerieben

Wegbeschreibungen

1. Den Ofen auf 4000F vorheizen und ein Backblech leicht einfetten.

2. Butter in einer großen Pfanne bei mittlerer Hitze erhitzen und Pilze hinzufügen.

3. Sauté für ca. 3 Minuten und austeilen.

4. Schweineschinder, Parmesankäse, Salz und schwarzen

48

Pfeffer in einer Schüssel vermischen.

5. Die Pilze in diese Mischung geben und gut mischen.

6. Auf das Backblech legen und in den Ofen geben.

7. Ca. 15 Minuten backen und zum sofortigen Servieren austeilen.

Ernährungsmenge pro Portion

Kalorien 94

Gesamtfett 7.7g 10% gesättigte Fettsäuren 4.7g

23% Cholesterin 22mg 7%

Natrium 228mg 10%

Gesamt kohlenhydratreiche 3g 1% Ballaststoffe

0.9g 3% Gesamtzucker 1g

Protein 4.5g

Cheesy Chicken Tenders

Serviert: 6

Vorbereitungszeit: 35 Min.

Zutaten

- 1 Tasse Sahne
- 4 Esslöffel Butter
- 2 Pfund Huhn Zart
- Salz und schwarzer Pfeffer, nach Geschmack
- 1 Tasse Feta-Käse

Wegbeschreibungen

1. Den Ofen auf 3500F vorheizen und eine Backform einfetten.
2. Hühnerzart mit Salz und schwarzem Pfeffer würzen.
3. Butter in einer Pfanne erhitzen und Hähnchenzarten hinzufügen.
4. Kochen Sie für ca. 3 Minuten auf jeder Seite und übertragen Sie auf die Backform.
5. Top mit Sahne und Feta-Käse und in den Ofen geben.
6. Etwa 25 Minuten backen und aus dem Ofen nehmen, um es zu servieren.

Ernährungsmenge pro Portion

Kalorien 447

Gesamtfett 26.4g 34% gesättigte Fettsäuren 13.1g

65% Cholesterin 185mg 62%

Natrium 477mg 21%

Kohlenhydrate insgesamt 2.3g 1% Ballaststoffe 0g 0%

Zucker insgesamt 1.8g Protein 47.7g

SCHWEINE- UND RINDFLEISCH

Griechische Schweinegyros

Serviert: 4

Vorbereitungszeit: 40 Min.

Zutaten

- 4 Knoblauchzehen
- 3 Teelöffel gemahlener Majoran
- 1 Pfund Schweinefleisch, gemahlen
- Salz und schwarzer Pfeffer, nach Geschmack
- 1/2 kleine Zwiebel, gehackt

Wegbeschreibungen

1. Den Ofen auf 4000F vorheizen und eine Laibpfanne leicht einfetten.
2. Zwiebeln, Knoblauch, Majoran, Salz und schwarzen Pfeffer in eine Küchenmaschine geben und verarbeiten, bis sie gut kombiniert sind.
3. Gemahlenes Schweinefleisch hinzufügen und erneut verarbeiten.
4. Fleischmischung in die Laibpfanne pressen, bis sie kompakt und sehr eng ist.
5. Mit Zinnfolie fest abdecken und einige Löcher in die Folie stopfen.

6. Im Ofen ca. 25 Minuten backen und warm servieren.

Ernährungsmenge pro Portion

Kalorien 310

Gesamtfett 24.2g 31% gesättigtes Fett 9g 45% Cholesterin

80mg 27%

Natrium 66mg 3%

Kohlenhydrate insgesamt 2.1g 1% Ballaststoffe 0.4g 2%

Zucker insgesamt 0,4g Protein 19,4g

Knoblauch

Rosmarin

Schweinekotelett

s

Serviert: 4

Vorbereitungszeit: 30 Min.

Zutaten

- 1 Esslöffel Rosmarin, frisch gehackt
- 2 Knoblauchzehen, gehackt
- 4 Schweinelendenkoteletts
- 1/2 Tasse Butter, geschmolzen
- Salz und schwarzer Pfeffer, nach Geschmack

Wegbeschreibungen

1. Den Ofen auf 3750F vorheizen und Schweinekoteletts mit Salz und schwarzem Pfeffer würzen.

2. 1/4 Tasse Butter, Rosmarin und Knoblauch in einer kleinen Schüssel vermischen.

3. Den Rest der Butter in einem Ofen sicher Pfanne erhitzen und Schweinekoteletts hinzufügen.

4. Ca. 4 Minuten pro Seite anrühren, bis goldund bürsten Schweinefleisch hackt großzügig mit Knoblauchbutter.

54

5. Pfanne in den Ofen stellen und ca. 15 Minuten backen, bis sie durchgegart ist.

6. Austeilen und heiß servieren.

Ernährungsmenge pro Portion

Kalorien 465

Gesamtfett 43g 55% gesättigtes Fett 22.1g 110%

Cholesterin 130mg 43%

Natrium 220mg 10%

Kohlenhydrate insgesamt 1.1g 0% Ballaststoffe 0.4g 1%

Zucker insgesamt 0g Protein 18.4g

Zitrone gegrillte

Schweinekotelett

s

Serviert: 4

Vorbereitungszeit: 20 Min.

Zutaten

- 2 Esslöffel natives Olivenöl extra

- 4 Schweinekoteletts

- 2 Esslöffel Butter

- Koscheres Salz und schwarzer Pfeffer, nach Geschmack

- 2 Zitronen, in Scheiben geschnitten

Wegbeschreibungen

1. Den Grill bei großer Hitze vorheizen.

2. Schweinekoteletts mit Olivenöl bürsten und mit Salz und schwarzem Pfeffer abschmecken.

3. Die Schweinekoteletts auf den Grill legen und mit Zitronenscheiben aufteilen.

4. Grill für ca. 10 Minuten pro Seite, bis Zitronen verkohlt sind und Koteletts durchgegart sind.

5. Auf einem Teller auslegen und heiß servieren.

Ernährungsmenge pro Portion

Kalorien 375

Gesamtfett 32.7g 42% gesättigte Fettsäuren 12.1g

61% Cholesterin 84mg 28%

Natrium 97mg 4%

Kohlenhydrate insgesamt 2.7g 1% Ballaststoffe 0.8g 3%

Zucker insgesamt 0,7g Protein 18,4g

HÜHNER- UND GEFLÜGELREZE PTE

Sauer gegrillte Türkei Brüste

Serviert: 3

Vorbereitungszeit:

40 Min. Zutaten

- 1/2 Zwiebel, gehackt

- 2 Knoblauchzehen, gehackt

- 1 Pfund weidete Putenbrüste

- 1/2 Tasse saure Sahne

- Salz und schwarzer Pfeffer,

nach Geschmack Anfahrt

1. Den Grill auf mittlere Hitze vorheizen.
2. Saure Sahne, Zwiebel, Knoblauch, Salz und schwarzen Pfeffer in einer Schüssel vermischen.
3. Putenbrüste zu dieser Mischung hinzufügen und etwa eine Stunde marinieren.
4. Die marinierten Putenbrüste auf den Grill übertragen.
5. Grill für ca. 25 Minuten und auf eine Platte zu dienen übertragen.

58

Ernährungsmenge pro Portion

Kalorien 380

Gesamtfett 19.3g 25%

gesättigte Fettsäuren 8.1g

40%

Cholesterin 151mg 50%

Natrium 151mg 7%

Gesamt kohlenhydratreiche 4g

1% Ballaststoffe 0.4g 2%

Zucker insgesamt 0.9g

Protein 45.3g

Cheesy Chicken
Tenders

Serviert: 6

Vorbereitungszeit:

35 min Zutaten

- 1 Tasse Sahne

- 4 Esslöffel Butter

- 2 Pfund Huhn Zart

- Salz und schwarzer Pfeffer, nach Geschmack

- 1 Tasse Feta-Käse

Anfahrt

1. Den Ofen auf 3500F vorheizen und eine Backform einfetten.
2. Hühnerzart mit Salz und schwarzem Pfeffer würzen.
3. Butter in einer Pfanne erhitzen und Hähnchenzarten hinzufügen.
4. Kochen Sie für ca. 3 Minuten auf jeder Seite und übertragen Sie auf die Backform.
5. Top mit Sahne und Feta-Käse und in den Ofen geben.
6. Etwa 25 Minuten backen und aus dem Ofen nehmen, um es zu servieren.

Ernährungsmenge pro Portion

Kalorien 447

Cholesterin 185mg 62%

Gesamtfett 26.4g 34% gesättigte Fettsäuren 13.1g 65%

Natrium 477mg 21%

Kohlenhydrate insgesamt 2.3g 1%

Ballaststoffe 0g 0% Gesamtzucker 1.8g

Protein 47,7g

Air Fried Chicken

Serviert: 2

Vorbereitungszeit:

20 Min. Zutaten

- 1 Esslöffel Olivenöl

- 4 hautlose, knochenlose Hähnchenfilets

- 1 Ei

- Salz und schwarzer Pfeffer, nach Geschmack

- 1/2 Teelöffel Kurkuma Pul-

ver Richtungen

1. Die Luftfritteuse auf 3700F vorheizen und den Fritteusenkorb mit Olivenöl beschichten.
2. Schlagen Sie das Ei und tauchen Sie die Hühnerfiletdarin
darin.
3. Kurkumapulver, Salz und schwarzen Pfeffer in einer
Schüssel vermischen und Hühnerfilet ausbaggern.
4. Die Hähnchenfilets im Fritteusenkorb anrichten und ca.
10 Minuten kochen lassen.
5. Auf einem Teller auslegen und mit Salsa
servieren.

Ernährungsmenge pro Portion

Kalorien 304

Gesamtfett 15.2g 20%

Gesättigtes Fett 4g 20% Cholesterin 179mg 60%

Natrium 91mg 4%

Kohlenhydrate insgesamt 0.6g 0%

Ballaststoffe 0.1g 0% Gesamtzucker
0.2g

FRÜHSTÜCK REZEPTE

Schokolade Erdbeermilchsha ke

Gesamtzeit: 5 Minuten Serviert: 2

Zutaten:

- 1 Tasse Eiswürfel
- 1/4 Tasse ungesüßtes Kakaopulver
- 2 Kugeln veganes Proteinpulver
- 1 Tasse Erdbeeren
- 2 Tassen ungesüßte Kokosmilch

Wegbeschreibungen:

1. Fügen Sie alle Zutaten in den Mixer und mischen, bis glatt und cremig.
2. Sofort servieren und genießen.

Nährwert (Menge pro Portion): Kalorien 221; Fett 5,7 g; Kohlenhydrate 15 g;

Zucker 6,8 g; Protein 27,7 g; Cholesterin 0 mg;

Geröstete Mandel Brokkoli

Gesamtzeit: 25 Minuten Serviert: 4

Zutaten:

- 1 1/2 lbs Brokkoli-Blüten

- 3 EL Olivenöl

- 1 EL frischer Zitronensaft

- 3 EL geslivered Mandeln, geröstet

- 2 Knoblauchzehen, in Scheiben geschnitten

- 1/4 TL Pfeffer

- 1/4 TL Salz

Wegbeschreibungen:

1. Den Ofen auf 425 F/ 218 C vorheizen.

2. Backform mit Kochspray besprühen.

3. Brokkoli, Pfeffer, Salz, Knoblauch und Öl in einer großen Schüssel zugeben und gut werfen.

4. Brokkoli auf der vorbereiteten Backform verteilen und im vorgeheizten Ofen 20 Minuten braten.

5. Zitronensaft und Mandeln über Brokkoli geben und gut werfen.

6. Servieren und genießen.

Nährwert (Betrag pro Portion):

Kalorien 177; Fett 13,3 g; Kohlenhydrate 12.9 g; Zucker 3,2 g; Protein 5,8 g; Cholesterin 0

mg;

ABENDESSEN REZEPTE

Cremige SellerieSuppe

Gesamtzeit: 40 Minuten Serviert: 4

Zutaten:

- 6 Tassen Sellerie
- 1/2 TL Dill
- 2 Tassen Wasser
- 1 Tasse Kokosmilch
- 1 Zwiebel, gehackt
- Prise Salz

Wegbeschreibungen:

1. Fügen Sie alle Zutaten in den Instant-Topf und rühren Gut.

2. Bedecken Sie Instant Topf mit Deckel und wählen Sie Suppe Einstellung.

3. Lösen Sie den Druck mit der Schnellspannmethode, als den Deckel zu öffnen.

4. Die Suppe mit einem Tauchmixer pürieren, bis sie glatt und cremig ist.

5. Gut umrühren und warm servieren.

Nährwert (Menge pro Portion): Kalorien 174; Fett 14,6 g; Kohlenhydrate

10,5 g; Zucker 5,2 g; Protein 2,8 g; Cholesterin 0 mg;

Schinken gewickelt Türkei Rollen

Serviert: 4

Vorbereitungszeit: 40 Min.

Zutaten

- 2 Esslöffel frische Salbeiblätter
- Salz und schwarzer Pfeffer, nach Geschmack
- 4 Schinkenscheiben
- 4 (6 Unze) Putenschnitzel
- 1 Esslöffel Butter, geschmolzen

Wegbeschreibungen

1. Den Ofen auf 3500F vorheizen und eine Backform einfetten.

2. Die Putenschnitzel mit Salz und schwarzem Pfeffer würzen.

3. Die Putenschnitzel rollen und mit Schinkenscheiben fest umwickeln.

4. Jede Rolle mit Butter beschichten und gleichmäßig mit den Salbeiblättern bestreuen.

5. Die Brötchen auf der Backform anrichten und in den Ofen geben.

6. Backen Sie für etwa 25 Minuten, Kippen auf halbem

Weg zwischen.

7. Aus dem Ofen nehmen und sofort servieren.

Ernährungsmenge pro Portion

Kalorien 363

Gesamtfett 13.9g 18% gesättigte Fettsäuren 5.5g

28% Cholesterin 152mg 51%

Natrium 505mg 22%

Kohlenhydrate insgesamt 1.7g 1% Ballaststoffe

0.8g 3%

Zucker insgesamt 0g Protein 54.6g

DESSERT-REZEPTE

Himbeer-Chia-Pudding

Gesamtzeit: 3 Stunden 10 Minuten

Serviert: 2

Zutaten:

- 4 EL Chia-Samen
- 1 Tasse Kokosmilch
- 1/2 Tasse Himbeeren

Wegbeschreibungen:

1. Himbeer- und Kokosmilch in einen Mixer geben und glatt mischen.
2. Gießen Sie Mischung in das Mason Glas.
3. Chia-Samen in ein Glas geben und gut rühren.
4. Glas fest mit Deckel schließen und gut schütteln.
5. 3 Stunden im Kühlschrank aufstellen.
6. Servieren Sie gekühlt und genießen.

Nährwert (Menge pro Portion): Kalorien 361; Fett 33,4 g; Kohlenhydrate

13,3 g; Zucker 5,4 g; Protein 6,2 g; Cholesterin 0 mg;

Quick Chocé

Brownie

Gesamtzeit: 10 Minuten Serviert: 1

Zutaten:

- 1/4 Tasse Mandelmilch
- 1 EL Kakaopulver
- 1 Scoop Schokolade Proteinpulver
- 1/2 TL Backpulver

Wegbeschreibungen:

In einem Mikrowellen-sicheren Becher Backpulver, Eiweißpulver und Kakao vermischen.

1. Mandelmilch in einen Becher geben und gut rühren.
2. Legen Sie den Becher 30 Sekunden lang in Mikrowelle und Mikrowelle.
3. Servieren und genießen.

Nährwert (Betrag pro Portion): Kalorien 207; Fett 15,8 g; Kohlenhydrate 9,5 g; Zucker 3,1 g; Protein 12,4 g; Cholesterin 20 mg;

Mittagessen Rezepte

Kohl Kokossalat

Gesamtzeit: 15 Minuten Serviert: 4

Zutaten:

- 1/3 Tasse ungesüßte getrocknete Kokosnuss
- 1/2 mittlerer Kopfkohl, geschreddert
- 2 TL Sesamsamen
- 1/4 Tasse Tamarisauce
- 1/4 Tasse Olivenöl
- 1 frischer Zitronensaft
- 1/2 TL Kreuzkümmel
- 1/2 TL Currypulver
- 1/2 TL Ingwerpulver

Wegbeschreibungen:

1. Alle Zutaten in die große Rührschüssel geben und gut werfen.
2. Salatschüssel 1 Stunde in den Kühlschrank stellen.
3. Servieren und genießen.

Nährwert (Menge pro Portion): Kalorien 197; Fett 16,6 g;

Kohlenhydrate 11.4

g; Zucker 7,1 g; Protein 3,5 g; Cholesterin 0 mg;

FRÜHSTÜCK REZEPTE

Wurst Patties

Kein traditionelles Frühstück wäre komplett ohne Wurstpasteten. Verpackt mit Protein, wären diese wunderbar vor Ihrem Morgenlauf.

Gesamtvorbereitungs- & Garzeit: 20 Minuten Level: Anfänger

Marken: 4 Patties

Protein: 25 Gramm Netto Kohlenhydrate:

5,2 Gramm Fett: 9 Gramm

Zucker: 1 Gramm

Kalorien: 272

Was Sie brauchen:

- 1/3 TL Zwiebelpulver

- 3/4 lb. gemahlenes Schweinefleisch

- 1/3 TL Salz

- 4 3/4 Oz. Pilze, gehackt

- 1/3 TL Knoblauchpulver

- 4 Unzen Grünkohl, dünn geschnitten

- 1/8 TL gemahlener Ingwer

- 2 EL Kokosöl, getrennt

- 1/8 TL Muskatnuss

- 2 Knoblauchzehen, gehackt

- 1/4 TL Fenchelsamen

Schritte:

1. 1 Esslöffel Kokosöl in einer Pfanne schmelzen.

2. Die Pilze, den gehackten Knoblauch und den Grünkohl einziehen und ca. 5 Minuten braten und von der Hitze entfernen.

3. In einem Gericht, kombinieren Sie das gemahlene Schweinefleisch, gekochtes Gemüse, Zwiebelpulver, Knoblauchpulver, Muskatnuss und Fenchelsamen.

4. Teilen Sie in 4 Abschnitte und erstellen Patties von Hand.

5. In der gleichen Pfanne, gießen Sie einen Esslöffel Kokosöl und Hitze.

6. Braten Sie die Patties für ca. 2 Minuten und drehen Sie auf der anderen Seite braun. Umdrehen Sie nach Bedarf, um das Fleisch in der Mitte der Patties vollständig zu kochen.

7. Sofort servieren und genießen.

Variationstipp:

Sie können das Rezept mit verschiedenen Fleisch oder Gemüse wie gemahlener Truthahn oder Rindfleisch und Spinat oder Paprika vermischen.

Basilikum-
Tomatensuppe

Gesamtzeit: 20 Minuten Serviert: 6

Zutaten:

- 28 unzen Dose Tomaten
- 1/4 Tasse Basilikum Pesto
- 1/4 TL getrocknete Basilikumblätter
- 1 TL Apfelessig
- 2 EL Erythritol
- 1/4 TL Knoblauchpulver
- 1/2 TL Zwiebelpulver
- 2 Tassen Wasser
- 1 1/2 TL koscheres Salz

Wegbeschreibungen:

1. Tomaten, Knoblauchpulver, Zwiebelpulver, Wasser und Salz in einem Topf zugeben.
2. Bei mittlerer Hitze zum Kochen bringen. Hitze reduzieren und 2 Minuten köcheln lassen.
3. Den Topf von der Hitze nehmen und die Suppe mit einem Mixer pürieren, bis sie glatt ist.
4. Pesto, getrocknetes Basilikum, Essig und Erythritol unterrühren.
5. Gut umrühren und warm servieren.

Nährwert (Betrag pro Portion): Kalorien 30; Fett 0 g;

Kohlenhydrate 12,1 g;

Zucker 9,6 g; Protein 1,3 g; Cholesterin 0 mg;

ABENDESSEN REZEPTE

Chili Lime Drumsticks

Versenken Sie Ihre Zähne in diesem wunderbaren Abendessen, das nur Ihr Lieblings-Geschmackfleisch auf der Keto-Diät werden kann.

Gesamtvorbereitungs- & Garzeit: 45 Minuten plus 1 Stunde zum Marinieren

Stufe: Anfänger

Macht: 4 Helpings

Protein: 24 Gramm

Netto Kohlenhydrate: 1 Gramm Fett:

15 Gramm

Zucker: 0 Gramm

Kalorien: 249

Was Sie brauchen:

- 1 TL Chilipulver
- 4 Hähnchentrommelstäbchen
- 2 TL Limettensaft
- 1 TL Knoblauchpulver
- 3 TL Avocadoöl

- 1/4 TL Salz

Schritte:

1. In einer großen Leinenwanne das Chilipulver, Avocadoöl, Knoblauchpulver und Limettensaft mischen, bis sie eingearbeitet sind.
2. Das Fleisch in die Flüssigkeit geben und vollständig abdecken.
3. Mindestens 60 Minuten oder über Nacht marinieren.
4. Wenn Sie bereit zum Kochen sind, stellen Sie Ihren Grill so ein, dass er bei 450° Fahrenheit erhitzt wird.
5. Nehmen Sie das Huhn von der Marinade und Grill für etwa 35 Minuten sicherstellen, dass sie etwa alle 5 Minuten umdrehen. Überprüfen Sie das Temperament mit einem Fleischthermometer, bis sie 185° Fahrenheit erreichen.
6. Mit Salz abstauben und heiß servieren.

LUNCH RECIPES

Gebratene veggie Masala

Diese beliebte indische aromatisiert Gemüse-Blatt-Pfanne Gericht wird eine köstliche Ergänzung zu Ihrer Keto-Diät sein.

Gesamtvorbereitungs- & Garzeit: 30 Minuten Level: Intermediate

Macht: 4 Helpings

Protein: 3 Gramm Netto Kohlenhydrate: 6

Gramm Fett: 7 Gramm

Zucker: 0 Gramm

Kalorien: 105

Was Sie brauchen:

- 8 Unzen Blumenkohl
- 1/2 TL Chilipulver
- 6 Unzen grüne Bohnen, in Scheiben geschnitten
- 1/4 TL Kurkuma
- 4 Unzen Pilze, geviertelt
- 1/4 TL Garam Masala
- 8 Unzen Tomatenpüree
- 1 Knoblauchzehe, gehackt
- 2 EL Olivenöl
- 1/4 TL Salz
- 2 TL frischer Ingwer, gehackt
- 1/8 TL Pfeffer

Schritte:

1. Stellen Sie Ihren Herd so ein, dass er auf eine Temperatur von 400° Fahrenheit vorwärmt. Ein flaches Blatt mit Zinnfolie abdecken und beiseite stellen.

2. Die grünen Bohnen und Pilze in Scheiben schneiden. Den Ingwer und den Knoblauch zerkleinern und zur Seite stellen.

3. In einer Glasschüssel das Chilipulver, Kurkuma, Garam Masala und Olivenöl verrühren, bis es gemischt wird.

4. Den gehackten Ingwer, Knoblauch und Tomatenpüree so lange gut vermischen. Dann werfen Sie die grünen Bohnen und Pilze in der Mischung, Beschichtung vollständig.

5. Auf das vorbereitete Flachblech in einer Schicht geben und das Salz und den Pfeffer darüber streuen.

6. 20 Minuten im Ofen erhitzen und sofort servieren.

Backtipps:

1. Anstatt im Herd zu backen, können Sie das Gemüse in einem Wok oder großen Antihaftpfanne mit dem gehackten Knoblauch und Ingwer bei großer Hitze braten. Nach ca. 10 Minuten die Hitze auf Medium reduzieren. Die Gewürze und Tomatenpüree in die Pfanne gießen, rühren und weitere 5 Minuten köcheln lassen. Vor dem Servieren mit Pfeffer und Salz abschmecken.

2. Wenn Garam Masala nicht verfügbar ist, können Sie Ihre eigenen machen! Fügen Sie einfach 1/16 Teelöffel allspice und 3/16 Teelöffel Kümmel Gewürze.

Variationstipps:

1. Garnish Optionen für dieses Gericht sind 2 Esslöffel gehackte Koriander oder 1 Esslöffel sriracha.

2. Alternativ können Sie Ghee oder geschmolzene Butter anstelle der 2 Esslöffel Olivenöl verwenden.

KETO DESSERTS RECIPES

Sesamriegel

Serviert: 16

Zubereitungszeit: 10 Minuten Kochzeit: 15 Minuten

Zutaten:

- 1 1/4 Tassen Sesamsamen

  - 10 Tropfen flüssiges Stevia
  - 1/2 TL Vanille
  - 1/4 Tasse ungesüßte Apfelsauce
  - 3/4 Tasse Kokosbutter
  - Prise Salz

Wegbeschreibungen:

1. Den Ofen auf 350 F/ 180 C vorheizen.
2. Eine Backform mit Kochspray besprühen und beiseite stellen.
3. In einer großen Schüssel Apfelsauce, Kokosbutter, Vanille, flüssiges Stevia und Meersalz hinzufügen und rühren, bis sie gut kombiniert sind.
4. Sesamsamen hinzufügen und zum Anstreichen rühren.
5. Die Mischung in eine vorbereitete Backform geben und im vorgeheizten Ofen 10-15 Minuten backen.

6. Aus dem Ofen nehmen und vollständig abkühlen lassen.

7. 1 Stunde im Kühlschrank aufstellen.

8. In Stücke schneiden und servieren.

Pro Portion: Netto Kohlenhydrate: 2.4g; Kalorien: 136 Gesamtfett: 12.4g; Gesättigte Fettsäuren: 6.8g

Protein: 2.8g; Kohlenhydrate: 5.7g; Faser: 3.3g; Zucker: 1.2g; Fett 83% / Protein 9% / Kohlenhydrate 8%

SNACK-REZEPTE

Pürierter Blumenkohl

Fehlende Kartoffeln? Sie werden nicht mehr mit dieser brillanten Substitution, die so gut schmeckt; Sie werden nicht in der Lage sein, den Unterschied zu schmecken.

Gesamtvorbereitungs- & Garzeit: 25 Minuten Level: Anfänger

Macht: 4 Helpings

Protein: 4 Gramm Netto Kohlenhydrate: 6

Gramm Fett: 13 Gramm

Zucker: 0 Gramm

Kalorien: 227

Was Sie brauchen:

- 1/2 Tasse Schnittlauch, gehackt
- 3 Tassen Blumenkohl
- 1 TL Salz
- 2 EL Olivenöl
- 1/4 Tasse Petersilie
- 3 Knoblauchzehen, gehackt
- 1 TL Pfeffer
- 8 Unzen saure Sahne

- 6 Tassen Wasser

Schritte:

1. Das Wasser in einem großen Topf kochen und den Blumenkohl ca. 15 Minuten anbraten.

2. In einem großen Gericht, mischen Sie die Schnittlauch, Salz, Olivenöl, Petersilie, Knoblauch, Pfeffer und saure Sahne, bis kombiniert.

3. Das heiße Wasser aus dem Blumenkohl abtropfen lassen und vollständig zerkleinern, bis die Konsistenz glatt ist.

4. Integrieren Sie die Mischung in den Blumenkohl, völlig mischen.

5. Warten Sie ca. 5 Minuten vor dem Servieren.

SÜßIGKEITEN: ANFÄNGER

Crispy Butter Cookies

Serviert: 24

Zubereitungszeit: 10 Minuten Kochzeit: 15 Minuten

Zutaten:

- 1 Ei, leicht geschlagen
- 1 TL Vanille
- 1 TL Backpulver
- 1 Stick Butter
- 3/4 Tasse Swerve
- 1 1/4 Tassen Mandelmehl
- Prise Salz

Wegbeschreibungen:

- In einer Schüssel Butter und Süßstoff bis cremig schlagen.
- In einer anderen Schüssel Mandelmehl und Backpulver vermischen.

- Ei und Vanille in Buttermischung hinzufügen und glatt schlagen.

- Trockene Zutaten zu den nassen Zutaten hinzufügen und mischen, bis sie gut kombiniert sind.

- Teig in Plastikfolie wickeln und 1 Stunde in den Kühlschrank stellen.

- Den Ofen vorheizen 325 F/ 162 C.

- Backblech mit Pergamentpapier auslegen und beiseite stellen.

- Kekse aus Teig machen und auf ein vorbereitetes Backblech legen.

- 15 Minuten backen.

- Vollständig abkühlen lassen und dann servieren.

Pro Portion: Netto Kohlenhydrate: 0.8g; Kalorien: 71
Gesamtfett: 6.9g; Gesättigte Fettsäuren: 2.7g

Protein: 1.5g; Kohlenhydrate: 1.4g; Faser: 0.6g; Zucker: 0.2g; Fett
87% / Protein 8% / Kohlenhydrate 5%

GEFRORENES DESSERT: ANFÄNGER

Gemischter Beerenjoghurt

Serviert: 6

Zubereitungszeit: 10 Minuten Kochzeit: 10 Minuten

Zutaten:

2 EL Erythritol

1/2 Zitronensaft 1 TL Vanille

1 Tasse Kokoscreme 1 Tasse gemischte Beeren

Wegbeschreibungen:

1. In einer Schüssel Kokoscreme, Süßstoff, Zitronensaft und Vanille vermischen und 30 Minuten in den Kühlschrank stellen.

2. Beeren und gefrorene Kokoscreme-Mischung in den Mixer geben und glatt mischen.

3. Mischung in Behälter geben und 1-2 Stunden im Kühlschrank unterbringen.

4. Servieren und genießen.

Pro Portion: Netto Kohlenhydrate: 3.5g; Kalorien: 108;
Gesamtfett: 9.7g; Gesättigte Fettsäuren: 8.5g

Protein: 1.1g; Kohlenhydrate: 5.2g; Faser: 1.7g; Zucker: 3.2g; Fett
82% / Protein 5% / Kohlenhydrate 13%

FRÜHSTÜCK REZEPTE

Keto Speck und Käse Pfannkuchen

Zubereitungszeit: 10 Minuten Kochzeit: 10 Minuten

Portionen:4

Nährwerte:

Fett: 22 g.

Protein: 17 g.

Kohlenhydrate: 6 g.

Zutaten:

- 1/2 Tasse Geschreddert Cheddar

- 4 Eier, getrennt

- 1/2 Tasse Mandelmehl

- 1/2 TL Tartarcreme

- 1/4 TL Salz

- 1/4 Tasse Speck Bits

- 1 EL gehackte Chives

Wegbeschreibungen:

1. Stellen Sie sicher, dass die Creme aus Zahnstein und Eiweiß bis zu weichen Spitzen von geflüstert wird.

2. Mandelmehl und Salz einsieben.

3. In Cheddar, Speck und Schnittlauch falten.

4. Den Teig einrühren und 1-2 Minuten pro Seite kochen.

LUNCH RECIPES

Eine Minute Muffin

Kochzeit: 1 min Ertrag: 1 Tasse

Nährwert: 377 Kalorien pro Tasse: Kohlenhydrate 6,3g, Fette 15g und Proteine 8,9g.

Zutaten:

- 2 EL Leinsamenmehl
- 2 EL Mandelmehl
- 1/2 TL Backpulver
- Salz
- 1 Ei
- 1 TL Öl

Schritte:

1. Trockene Zutaten vermischen: Leinsamenmehl+Mandelmehl+Backpulver+Salz.
2. Fügen Sie dort ein Ei + Öl. Gut mischen.
3. Mikrowelle für 1 min. Oder backen Sie bei 175 C für 15 min.
4. Genießen.

Hinweis:

Das Verhältnis ist halb Flachs und halb Mandelmehl.

Anstelle von Leinstein können Sie Mandelmehl 100% oder

Leinsamenmehl 100% oder Kokosmehl 100% verwenden

Brokkoli und Käse Calzone

Absolut: 35 min

Vorbereitung: 15 min

Inert: 5 min

Koch: 15 min

Ertrag: 4 Portionen

Nährwerte:

Kalorien: 34, Gesamtfett: 5,1 g, gesättigte Fettsäuren: 0,3 g, Kohlenhydrate: 1,5 g, Zucker: 0,3 g, Protein: 1,3 g

Zutaten

- 1 (15-Unze) Fach Teil-Skim Ricotta Cheddar
- 8 Unzen zerstört Teil-Skim Mozzarella cheddar
- 1 (10-Unze) Bündel Brokkoli-Blüten, aufgetaut und erschöpft
- Salz

Dunkle Paprika

- 1 Pfund Brot oder Pizza Teig, aufgetaut
- 2 Esslöffel gemahlener Parmesan

Richtung

1. In einer mittleren Schüssel Ricotta, Mozzarella und Brokkoli konsolidieren. Mischen Sie gut. Mit Salz und dunklem Pfeffer abschmecken.

2. Bewegen Sie den Teig in einen 12-Zoll-Kreis. Spread Cheddar Füllung mehr als 1 Seite des Schwebens, innerhalb 1-Zoll der Kante. Heben Sie 1 Seite der Mischung und falten Sie über mit dem Ziel, dass es die gegenüberliegende Seite trifft, einen Halbmond zu formen, und drücken Sie die Kanten zusammen, um zu versiegeln.

3. Masthähnchen auf 400 Grad vorheizen.

4. Verschieben Sie Calzone auf eine riesige Heizplatte bestreuen Sie die Oberseite mit Cheddar.

Erhitzen Sie 15 Minuten, bis aufgeblasen brillant dunkler. 5 Minuten vor dem Schneiden stehen lassen.

SNACKS
REZEPTE

Gefülltes Savory
Brot

Nährwerte: 2 g Netto Kohlenhydrate ; 6 g Proteine; 20 g Fett; 202 Kalorien

Zutaten:

- Backpulver – 1,5 TL
- Petersilie Würze – 2 EL.
- Salbei – 1 TL
- Rosmarin – 1 TL.
- Mittlere Eier – 8
- Frischkäse – 1 Tasse
- Butter - .5 Tasse
- Mandelmehl – 2,5 Tassen
- Kokosmehl - .25 Tasse

Wegbeschreibungen:

1. Den Ofen auf 350F erhitzen. Eine Laibpfanne fetten.

2. Die Butter und den Frischkäse in die Sahne/zerschlagen. Falten In den Gewürzen (Petersilie, Salbei und Rosmarin).

3. Whisk und brechen in das Ei, um den Teig zu bilden, bis es glatt ist.

4. Kombinieren Sie die Mandel und Kokosmehl mit dem Backpulver, und fügen Sie die Mischung, bis dick.

5. In die Laibpfanne schaufeln und 50 Minuten backen. Servieren und genießen.

Kuchen

Butter Pie

Serviert: 8

Zubereitungszeit: 15 Minuten

Kochzeit: 50 Minuten

Für Kruste:

- 1 Ei
- 1/4 Tasse Butter, geschmolzen
- 3 EL Erythritol
- 1 1/4 Tasse Mandelmehl

Zum Befüllen:

- 1 Ei
- 1 Eigelb
- 8 oz Frischkäse, weich
- 1 Tasse Butter, geschmolzen
- 1/2 Tasse Erythritol

Wegbeschreibungen:

1. Den Ofen auf 375 F/ 190 C vorheizen.

2. Sprühen Sie eine 9-Zoll-Kuchenschale mit Kochspray und beiseite.

3. Für die Kruste: In einer großen Schüssel alle Krustenzutaten vermischen, bis sie gut kombiniert sind.

97

4. Krustenmischung in die vorbereitete Schale geben. Gleichmäßig verteilen und leicht mit den Fingern nach unten drücken.

5. Im vorgeheizten Ofen 7 Minuten backen.

6. Aus dem Ofen nehmen und vollständig abkühlen lassen.

7. Für die Füllung: In einer Rührschüssel alle Füllzutaten hinzufügen und mit einem elektrischen Mischer mischen, bis sie gut kombiniert sind.

8. Füllungsmischung in die Kruste gießen und bei 350 F/ 180 C 35-40 Minuten backen.

9. Aus dem Ofen nehmen und vollständig abkühlen lassen.

10. 1-2 Stunden im Kühlschrank aufstellen.

11. Schneiden und servieren.

Pro Portion: Netto Kohlenhydrate: 2.8g; Kalorien: 476
Gesamtfett: 49.1g; Gesättigte Fettsäuren: 25.6g

Protein: 7,9 g; Kohlenhydrate: 4.7g; Faser: 1.9g; Zucker: 0.8g; Fett 92% / Protein 6% / Kohlenhydrate 2%

DAS KETO MITTAGESSEN

Samstag:

Mittagessen:

Chicken Noodle-less Soup

Der ganze Komfort einer klassischen Suppe ohne die Kohlenhydrate. Wie tröstlich.

Variationstipp: Verwenden Sie das Fleisch eines Rotisserie-Huhns.

Vorbereitungszeit: 10 Minuten Kochzeit: 20 Minuten Serviert 4

Was ist drin?

- Butter (.25 Tasse)
- Sellerie (1 Stiel)
- Pilze (3 Unzen)
- Knoblauch, gehackt (1 Nelken)
- Getrocknete Hackzwiebel (1 T)
- Getrocknete Petersilie (1 t)
- Hühnerbrühe (4 Tassen)
- Koscheres Salz (.5 t)
- Frisch gemahlener Pfeffer (.25 t)

99

- Karotte, gehackt (1 qty)

- Huhn, gekocht und gewürfelt (2,5 Tassen oder 1,5 Pfund Hühnerbrust)

- Kohl, in Scheiben geschnitten (1 Tassen)

Wie es gemacht wird

Großen Suppentopf auf mittlere Hitze stellen und Butter schmelzen.

Sellerie und Pilze in Scheiben schneiden und zusammen mit getrockneten Zwiebeln in den Topf geben.

Petersilie, Brühe, Karotten, koscheres Salz und frischen Pfeffer zugeben. Rühren.

Simmern, bis Gemüse zart ist.

Gekochtes Huhn und Kohl in Scheiben schneiden. Simmern, bis Kohl zart ist, ca. 8 bis 12 Minuten.

Netto kohlenhydrat: 4 Gramm Fett: 40 Gramm

Protein: 33 Gramm

Zucker: 1 Gramm

UNGEWÖHNLICHE LECKERE MEAL RECIPES

Lachs Tartar

Dies wäre die Keto-Diät-Version von rohem Fisch-Sushi in dieser Mini-Fettbombe, die Sie Ihre Lippen schlagen lassen wird.

Gesamtvorbereitungs- & Garzeit: 25 Minuten plus 2 Stunden Marinierung (optional)

Stufe: Mittelstufe

Macht: 4 Helpings

Protein: 28 Gramm Netto Kohlenhydrate:

1,8 Gramm Fett: 40 Gramm

Zucker: 0 Gramm

Kalorien: 272

Was Sie brauchen:

- 16 Unzen Lachsfilet, hautlos
- 5 Unzen geräucherter Lachs
- 1/4 TL Cayennepfeffer
- 4 Unzen Mayonnaise, zuckerfrei
- 1/4 Tasse Petersilie, gehackt
- 4 Unzen natives Olivenöl extra
- 2 EL Limettensaft
- 1 EL Kapernsole

- 2 EL grüne Oliven, gehackt

- 1/4 TL Pfeffer

- 2 EL Kapern, gehackt

- 1 TL Senf, Dijon

Schritte:

1. Den geräucherten und frischen Lachs in Würfel schneiden, die etwa 1/4 Zoll breit sind, und in eine Glasschale geworfen.

2. Mayonnaise, Cayennepfeffer, gehackte Oliven, Pfeffer und Senf mit dem Lachs vermischen, bis er gründlich kombiniert ist.

3. Schließlich die Petersilie, Olivenöl, Limettensaft, Kapern und Kapern sole integrieren, bis vollständig eingearbeitet.

4. Schicht Plastik über die Schüssel wickeln und für ca. 2 Stunden kühlen, um richtig zu marinieren.

5. Den Lachs aus dem Kühlschrank nehmen und den Fisch in 4 Portionen teilen.

6. Verwenden Sie einen großen Kreis-Cookie-Cutter, um den Lachs mit einem Löffel leicht in ein dickes Patty zu schieben.

7. Den Ausstecher entfernen und mit einem Spritzer Olivenöl garnieren und servieren.

Backtipps:

1. Es ist notwendig, frischen Fisch zu erwerben, da dies ein rohes Gericht ist. Wenn es eine Haut auf dem Lachs gibt, muss sie vor dem Schneiden entfernt werden.

2. Achten Sie darauf, wenn Sie den Fisch in Würfel schneiden. Wenn Sie sie zu klein schneiden, wird der Tartar matschig sein.

Das Marinieren ist nicht extrem wichtig für das Gericht, aber es hilft den Zutaten, sich richtig miteinander zu verschmelzen.

KETO BEIM ABENDESSEN

Samstag:
Abendessen:
"Brot"
Schweinekoteletts

Mit knusprigem, keto freundlichem Brot, ist dies sicher ein Familienfavorit zu sein.

Variationstipp: Wenn Sie die Kalorien schonen können, bestreuen Sie mit geschreddertem Parmesankäse.

Vorbereitungszeit: 5 Minuten Kochzeit: 30 Minuten Serviert 4

Was ist drin?

- Knochenlose dünne Schweinekoteletts (4 qty)
- Psylliumschalenpulver (1 T)
- Koscheres Salz (.5 t)
- Paprika (.25 t)
- Knoblauchpulver (.25 t)
- Zwiebelpulver (.25 t)
- Oregano (.25 t)

Wie es gemacht wird

1. Backofen auf 350 Grad vorheizen.
2. Trockene Schweinekoteletts mit einem Papiertuch.
3. Kombinieren Sie den Rest der Zutaten in einer Reißverschlusstasche.
4. Nacheinander die Schweinekoteletts in der Tasche versiegeln und schütteln.
5. Legen Sie ein Drahtgestell auf ein Backblech. Schweinekoteletts auf racklegen.
6. Im Ofen ca. 30 Minuten backen. Das Thermometer sollte 145 Grad F lesen.
7. Mit Gemüse oder einem grünen Salat servieren.

Netto kohlenhydratbemessen: 0 Gramm

Fett: 9 Gramm

Protein: 28 Gramm

Zucker: 0 Gramm

Lightning Source UK Ltd.
Milton Keynes UK
UKHW022107110621
385375UK00002B/339